KRACHTIGE ELEGANTIE
IS DE NIEUWE TREND

KRACHTIGE ELEGANTIE IS DE NIEUWE TREND

Hoe je in 21 dagen kunt transformeren
in een moderne godin

Sylvia Dokter

ISBN: 9781704336763

Dit boekje is opgedragen aan mijn
oma´s Annie en Lenie, moeder Petronella,
zus Jolanda, dochter Dilia,

en aan alle vrouwen die kiezen voor een
krachtige elegante levensstijl.

GETUIGENISSEN

Het leven biedt ons uitdagingen die wij d.m.v. 'krachtige elegantie' zoals Sylvia dit zo mooi benoemt, kunnen verwelkomen als een uitnodiging om de illusies m.b.t. onszelf in te ruilen voor het beeld van onze ware essentie.

Met *Krachtige Elegantie is de Nieuwe Trend* reikt Sylvia jou een praktische hulpgids aan om dit te kunnen manifesteren. Ze maakt hetgeen zo moeilijk lijkt eenvoudig door je 21 dagen lang op kleurrijke wijze te begeleiden. Ze leert je te begrijpen hoe je gedachtes je emoties beïnvloeden en hoe dit dan leidt tot de werkelijkheid die je zelf creëert.

Sylvia geeft je tools om de oude patronen te doorbreken die voor stagnatie en ongemak in je leven zorgen. En ze nodigt je uit om bewust te kiezen wie je bent, zodat liefde in de ruimste zin des woords naar jou gereflecteerd wordt.

Geschreven vanuit Sylvia's eigen ervaring, verweven met haar sprankelende energie, reikt zij jou een schat van praktisch toepasbare wijsheid aan die je leven zal transformeren.

Maria Quesada, Nederland – *Dans des Weerziens*

***

Na mijn rebirthing met Sylvia in 2010 merkte ik in de loop der jaren toch weer dat ik in bepaalde oude vaste dan wel nieuw gecreëerde patronen terecht kwam die mij niet dienden en ik stuurde Sylvia een email met de vraag: wat kan ik hieraan doen?

Ze vertelde dat ze net klaar was met haar boek: *Krachtige Elegantie Is De Nieuwe Trend* waarmee je in 21 dagen kunt transformeren in een moderne godin.

Ze vroeg me het boekje te testen, wat ik deed.
Het is een prachtige 3-weekse reis met jezelf, met opdrachten en meditaties, waarna ik me weer als herboren voelde en mijzelf weer terug op de rails zette.
Ik gebruik het boekje nog steeds periodiek wanneer ik voel dat ik weer een boost kan gebruiken.
Heel handzaam en bruikbaar boekje, aan te raden voor iedere vrouw (en ook man) die zich beter en sterker wil voelen.

Tziporah Shanti Louwris-Ahava, Nederland

***

Stel mijn verbazing voor terwijl ik op Sylvia's helende tafel in Cancun lag in het complete en uiterste besef dat mijn hele leven was gesmeed in de door testosteron geïnduceerde branden van mannelijke energy.

Ik had een wereldwijde fitnessbeweging geleid en had de mantra "Go Hard or Go Home" belichaamd; ik was hard geworden.

Onder begeleiding van Sylvia realiseerde ik dat mijn harde schulp me beschermd had tegen verlammende oordelen en het had me gedefinieerd. Maar het kon mij niet verder brengen. Het was nu de barrière tussen mij en een veel diepere bron van macht. Mijn goddelijk vrouwelijke deel.

Sylvia orkestreerde een diepgaande interventie van de zachtste ontvouwing voor mij. Ze paste de modaliteiten in deze 21-daagse verkenning toe om me te helpen mijn schaal vrij te maken en co-creatie, zachtheid en eigenliefde opnieuw te introduceren als de nieuwe ingrediënten voor mijn levenscocktail als echtgenote, moeder, vriend, avonturier en carrière vrouw.

Speciale dank aan mijn man voor de kennismaking met Sylvia omdat hij wist wat ik nu weet.
Speciale dank aan Sylvia, persoonlijk, voor het vrijlaten en collectief, namens alle vrouwen, voor dit boek – een eenvoudige maar welsprekende reis die ons in staat stelt om op te staan, verenigd als de elegante godinnen die we zijn, in een wereld die ons meer dan ooit vraagt om de realiteit te omhelzen en de mensheid te evolueren als we het derde tijdperk ingaan.

Emma Barry, USA
Observer & catalyst, speaker, auteur, mentor
I Exist to Inspire Others to be Explosively Bold

***

Dit boek herinnerde mij de Godin die ik ben. Het gaf me de tools om mijn innerlijke kennis naar boven te halen en met een krachtige elegantie vooruit te gaan.

Ik werd eraan herinnerd dat ik heel ben en dat ik een levende ervaring ben. Mijn keuzes maken het verschil. Mijn lichaam is mijn vat, mijn leven ten volle leven is mijn doel, liefde is mijn gereedschap en elegantie is het resultaat.

Dank je, Sylvia, zielszuster, voor het brengen van deze gemakkelijke en eenvoudige stappen in de wereld voor alle Godinnen die daar zijn om op te komen en te bloeien.

Roxane de Nil, België

***

Krachtige Elegantie Is De Nieuwe Trend, is een praktische gids van 21 dagen voor ons vrouwen die de energie van de goddelijke godin willen omhelzen die in ieder van ons woont.

Sylvia Dokter deelt in deze eenvoudige maar krachtige en transformerende gids de wijsheid van haar reis, en laat ons diep nadenken over zeer belangrijke onderwerpen, zoals het erkennen van onze kracht, het loslaten van het oordeel, het op een positieve manier gebruiken van onze woorden, het herkennen van onze eigen beheersing en vele andere suggesties die ons kunnen helpen onze vrouwelijke kracht met elegantie te herwinnen.
Naast deze terugkoppelingen biedt ze ook effectieve hulpmiddelen, zoals de Bachbloesem methode, affirmaties en het gebruik van kleuren die onze emotionele, mentale en fysieke lichamen kunnen beïnvloeden in overeenstemming met de energie van de moderne godin.

Dit is een boek om te lezen en bij de hand te houden. Ook als krachtige herinnering aan het grote potentieel dat wij als vrouwen hebben.

Claudia Molina, Mexico
Auteur *Sé el Maestro de tu Propia Vida*

*Elegantie is een manier van zijn.
Elegante vrouwen zijn vrouwen van karakter
met zelfvertrouwen.
~Elie Saab*

INHOUDSOPGAVE

VOORWOORD

KRACHTIGE ELEGANTIE IS DE NIEUWE TREND is een "klein boekje" met een grote boodschap.

Je levenservaring veranderen, je gedachten over wie je bent als een vrouw kan op een elegante eenvoudige manier beginnen. Verandering kan een levenslange reis zijn en binnen deze pagina's vindt je een 21-daagse verkenning door het loslaten van overtuigingen en gewoonten die je ervaringen hebben beperkt van wat mogelijk is als een vrouw.

Of je nu wordt aangetrokken door persoonlijke coaching, sjamanistische ervaringen, of persoonlijke begeleiding, dit boek is een geweldig beginnerskit.

Elk van de 21 dagen kijkt naar een overtuiging, of een patroon dat in het algemeen ervaren wordt door vrouwen in vele culturen.

Je wordt een herformulering aangeboden van algemeen beperkende overtuigingen en een mantra om hardop te zeggen om zo te beginnen met het herschrijven en beleven van nieuwe overtuigingen die je vrouwelijkheid en de transformatie bevorderen.

Dit boek is elegant door zijn eenvoud. Het is praktisch om mee te nemen en de inhoud is gemakkelijk van implementatie.

Het boek is een weerspiegeling van de reis die de auteur zelf heeft gemaakt. Sylvia's levensverhaal is een voorbeeld van wat er gebeurt als je je eigen lot opeist en je overtuigingen herschrijft om je vrouwelijkheid te vieren.

Linda Heller, USA
Auteur *Invocation to Mindfulness*

INTRODUCTIE

Echte elegantie is in de geest;
als je dat hebt komt de rest vanzelf.
~Diana Vreeland

Vrouwen zijn ongelooflijk getalenteerd; ze kunnen verdriet, angst of depressieve gevoelens achter een enorme glimlach verbergen en tegelijkertijd in staat zijn zichzelf te pijnigen met negatieve gedachten wanneer niemand kijkt.

Op een zondagmorgen, terwijl ik bepaalde aspecten in mijn leven aan het bekijken was waar ik voelde dat ik niet vooruitging, noteerde ik de gedachten en emoties die me bezighielden en ik merkte dat ik onbewust een aantal van de oude gewoontes had herhaald, zoals zorgen maken over situaties die niet eens gebeurd waren. Niet zo sterk als jaren daarvoor, maar toch merkbaar genoeg om herinnerd te worden aan het nemen van een pauze om in mijzelf te kijken en om een aura reiniging te doen.

Ik besefte dat mijn aanpak om mijn piekeren om te zetten in positieve ideeën eenvoudiger en sneller was dan in het verleden. Ik voelde me zeer present, en gaf me over aan deze krachtige energetische golf die ik voelde tijdens het schrijven van mijn gedachten. Terwijl ik bepaalde gewoontes en emoties overwoog, zag ik kleuren verschijnen en de namen van specifieke bachbloesems. Toen ik mezelf vroeg "met wie kan ik deze informatie delen?", hoorde ik "De krachtige vrouwen die ELEGANTIE en opmerkzaamheid kiezen als richtlijn om hun leven te leiden".

En zo werden mijn momenten van zelfreflectie een boek.

Toen ik aan mijn rolmodellen voor elegantie dacht, dacht ik aan mijn oma Annie, zij was een echte moderne godin. Tot ze op 98 jarige leeftijd stierf, gebruikte ze geen chemische medicijnen. Haar medicatie was haar vreugde voor het leven, een positieve houding en helderheid in wat ze wel en niet wilde.

Voordat ik het script had voltooid, wist ik al wie ik wilde vragen om het voorwoord te schrijven. En ik ben vereerd dat ze ja zei; mijn lieve vriendin Linda Heller, die de levende belichaming is van deze godin. Ze benadert het leven met opmerkzaamheid, opmerkelijke congruentie en dankbaarheid. Haar liefde en aanwezigheid zijn een zegen voor ons die het voorrecht hebben om in haar aanwezigheid te zijn.

En met het voorwoord was het boek voltooid.

Voordat je aan deze reis begint, wees bewust dat dit boek niet-oordelend is, het is erop gericht om vrouwen te ondersteunen bij het omgaan met onze emoties, om te erkennen wat was en wat is zodat we verder kunnen gaan en onze status van de Moderne Godin kunnen bezitten; doen waar we van houden, blij kunnen zijn, creatief zijn en op te staan als een rolmodel van aanwezigheid, elegantie en kracht voor onze dochters en toekomstige generaties.

Eenvoud is de basis van ware elegantie.
~Coco Chanel

De basis van deze 21-daagse reis is eenvoud. Er zijn geen lange verhalen, geen lange dagelijkse praktijken.
Elke ochtend, als je dat kiest, begin je met een meditatie van 10 minuten gevolgd door een reflectie op het onderwerp van de Dag.

Elegant zijn betekent ook creatief en speels zijn. Gebruik dat met de voorgestelde opties, hoe leuker hoe hoger de frequentie! Hier is het kader voor iedere dag:

Emotioneel opnieuw instellen

Dit is de focus, het voedsel om te denken als je wilt, voor elke dag. Het doel van deze emotionele instelling is om inzicht te krijgen in bepaalde overtuigingen en emoties. Dit nieuwe begrip zal onze perceptie van ons levensverhaal opnieuw belichten en vervolgens de emoties energieker maken met opbeurende en positieve gedachten. Dit zal het mogelijk maken om van binnenuit te genezen en tevens emotionele kracht en innerlijke vrede op te bouwen.

Bach Bloesem remedies

De bachbloesem essenties zijn zachte bloemenessenties die onze emoties ondersteunen en in balans houden. Het onderwerp van elke dag zal een voorgestelde essentie hebben om de uiteindelijke overeenkomstige emotionele toestand te ondersteunen. Een uitleg en een lijst van alle 38 bachbloesems is te vinden in hoofdstuk IV.

Kleur van de dag

Elke dag wordt gemarkeerd door een specifieke kleur. Het is bekend dat kleur iemands gevoelens, stemmingen en emoties beïnvloeden kan.
De vibratie zal het onderbewustzijn ondersteunen tijdens de emotionele transformatie.

De kleur van de dag kan worden weergegeven door een vrucht, een groente of kleding. Nogmaals, wees creatief en speels! Gewoon door je intentie op de voorgestelde kleur in te stellen gedurende de dag, zal de frequentie van de kleur naar je energieveld trekken.

Mantra van de dag

Een krachtige mantra voor de dag, die je meerdere keren overdag kunt herhalen om jezelf eraan te herinneren dat je al een moderne godin bent.

Dat deze reis met vreugde de herinnering mag oproepen aan de essentie van de krachtige en elegante moderne godin die je al bent!

Liefs,

Sylvia Dokter

Hoofdstuk 1

PAK DE BEZEM EN VEEG

Vergaar wijsheid, heb lief en laat de rest achter

TUSSEN DE REGELS

We kunnen niets nieuws bouwen op een fundament dat zwak en verouderd is. Dus beginnen we met week 1 door de bezem door het bewustzijn en onderbewustzijn te vegen om die waarnemingen en gewoonten weg te vegen die ons weerhouden om vooruit te komen.

DAG 1

Je kunt alles doen zolang je de passie, de drive,
de focus en de ondersteuning hebt.
~Sabrina Bryan

DOORBREEK ONTKENNING
EN VRAAG OM STEUN

Emotioneel opnieuw instellen

Tijdens de momenten dat ons leven lijkt af te brokkelen en de uitdagingen eindeloos lijken, hebben we vaak het gevoel dat we alleen zijn. Om hulp vragen, toegeven dat we bang zijn en je overweldigd voelen wordt onterecht gevoeld als een teken van zwakte.

Dit is het moment voor ware moed en om steun te vragen. Dit is het moment onszelf te confronteren met onze angsten en twijfels over ons niet goed genoeg of niet slim genoeg voelen.

De moderne godin weet dat de eerste stap is om zichzelf eraan te herinneren dat ze het beste verdient en dat er altijd ondersteuning en begeleiding is, of het nu gaat om een vriend, een familielid, een therapeut, een mentor of een coach.

Bach Bloesem remedies

Agrimony, Gentian, White Chestnut, Pine.

Kleur van de dag

Groen, oranje, goud.

Mantra van de dag

Mijn moed en frequentie trekken de beste ondersteuning
aan om me te helpen bij het oplossen van mijn werkelijke
levensuitdagingen.

DAG 2

Bewaar wat de moeite waard is om te bewaren
en blaas met een adem van vriendelijkheid de rest weg.
~Dinah Maria Murlock Craik

TERUG NAAR AFZENDER,
DIT NUMMER BESTAAT NIET

Emotioneel opnieuw instellen

Naast de kleur van onze ogen of de lichaamsbouw, kunnen we ook gedachten, gewoontes of reacties van levenservaringen van onze voorouders erven.

Het kan gebeuren dat we twijfels en woede voelen of dat we het gevoel hebben dat we niet verder kunnen in het leven zonder te weten waarom. Vaak zijn deze emoties niet eens de onze.

De moderne godin erkent en geeft uitdrukking aan die gedachten en gevoelens die ongemak of stagnatie veroorzaken. Door dit te doen, stuurt ze deze gedachten die haar niet ondersteunen en niet dienen terug naar haar voorouderlijn. Verschuivingen beginnen te gebeuren en er wordt ruimte gecreëerd om te leven en uit te drukken wat alleen de hare is.

Bach Bloesem remedies

Walnut, Mustard, Aspen.

Kleur van de Dag

Wit, zwart, indigo blauw.

Mantra van de Dag

Ik geef mijn voorouders alle gedachten, overtuigingen en epigenetische codering terug gerelateerd aan hun ervaringen van lijden, angst en beperking. Ik kies ervoor om de vreugde, wijsheid en liefde die ze mij gegeven hebben dankbaar te behouden.

DAG 3

Zorgen zijn geestelijk kortzichtig.
De remedie hiervoor is intelligent vertrouwen.
~Paul Brunton

TRANSFORMEER ZORGEN NAAR VERTROUWEN

Emotioneel opnieuw instellen

Het leven zou niet bestaan zonder ons af en toe zorgen te maken; Dit soort incidentele zorgen kan een gelegenheid zijn om positieve veranderingen aan te brengen.

Aan de andere kant, wanneer we het wiel van constante zorg opstarten, blijven we projecties maken in onze mogelijke toekomst die gevoed worden door negatieve atomen die het tegenovergestelde aantrekken van wat we verlangen.

De moderne godin heeft innerlijke vrede en vertrouwen in de positieve uitkomst van wat zij verlangt. Ze weet dat haar mogelijke toekomst zal worden gestimuleerd met positieve gevoelens van zichzelf en van een hogere macht die zelfs de kleinste zorgen zal oplossen en datgene zal creëren wat ze wenst.

Bach Bloesem remedies

White Chestnut, Sweet Chestnut.

Kleur van de dag

Blauw, geel.

Mantra van de dag

Mijn innerlijke vrede en geloof stralen mijn gedachten uit met een positieve energie, zodat er altijd een oplossing is voor elke levenssituatie.

DAG 4

De natuur is gebaseerd op harmonie.
Dus, het zegt dat als we willen overleven en meer op de
natuur willen lijken, we eigenlijk moeten begrijpen dat het
samenwerken versus competitive is.
~Bruce Lipton

VERANDER COMPETITIE IN SAMENWERKING

Emotioneel opnieuw instellen

Er is een diepgeworteld geloof in vele culturen dat vrouwen de gedachte geloofden dat ze met elkaar moesten concurreren om een levenspartner te vinden om te kunnen overleven.
Dit creëerde golven van onzekerheid, angst en pijnlijk roddelen.

Dit tijdperk is voorbij!

De moderne godin weet dat het geven van waardering voor het werk van andere vrouwen en het samenwerken met elkaar haar eigen persoonlijke energie van vreugde, creativiteit en sensualiteit vergroot.

Bach Bloesem remedies

Holly, Larch.

Kleur van de dag

Olijfgroen, magenta, turquois.

Mantra van de dag

Ik verheug me in de samenwerking met andere vrouwen,
wetende dat we wederzijds genezen en groeien.

DAG 5

We hebben de neiging om te klagen in plaats van
te vieren wie we zijn. Ik denk dat we ons soms
een beetje te negatief uitdrukken.
~Betty White

VERANDER KLAGEN IN WAARDERING

Emotioneel opnieuw instellen

Het effect van klagen over en onszelf vergelijken met anderen is dat we onze eigen kracht en eigenwaarde verminderen.

Bovendien riskeren we volledig het vermogen te verliezen om te groeien in alle aspecten van het leven.

De moderne godin erkent dat het waarderen en vieren van wat we hebben bereikt en bezitten, ons in staat stelt te groeien en nog meer overvloed te mogen ontvangen.

Bach Bloesem remedies

Vervain, Willow.

Kleur van de dag

Oranje.

Mantra van de dag

Ik waardeer en vier mezelf elke dag. Ik ben de stroom van overvloed.

DAG 6

Mensen nemen verschillende wegen op zoek naar vervulling en geluk. Alleen omdat ze niet op jouw pad zijn, betekent nog niet dat ze verdwaald zijn geraakt.
~The Dalai Lama

STOP MET OORDELEN: WEES TOLERANT

Emotioneel opnieuw instellen

Zelfs met onze beste bedoelingen hebben we de neiging om onszelf en anderen soms te veroordelen over de kleinste dingen.

De moderne godin omarmt tolerantie niet alleen voor zichzelf, ze heeft ook tolerantie voor anderen en stimuleert authenticiteit en de keuzevrijheid om te zijn wie zij en anderen zijn.

Ze weet dat de voordelen flexibiliteit en een duurzame gemoedsrust zijn.

Bach Bloesem remedies

Beech, Rock Water.

Kleur van de dag

Blauw, magenta.

Mantra van de dag

Ik ben vrij om mezelf en authentiek te zijn. Ik ben vrij om mijn eigen keuzes te maken en dat geldt ook voor anderen.

DAG 7

*Psychologisch is het altijd makkelijker om anderen de
schuld te geven van onze problemen dan om onze eigen
verantwoordelijkheid te erkennen.*
~Barry Eisler

VERANDER VAN BESCHULDIGEN NAAR ZELFVERANTWOORDELIJKHEID OPEISEN

Emotioneel opnieuw instellen

Wanneer situaties niet uitpakken zoals verwacht en
ongewenste resultaten het resultaat zijn, kunnen
destructieve gedachten opkomen en de neiging is om
iemand te zoeken die de schuld krijgt.
Of we nu onszelf de schuld geven of anderen.

De moderne godin is zich ervan bewust dat zij 100 pct
verantwoordelijk is voor zichzelf en haar leven en zich
proactief aan zal moeten passen en veranderingen
aanbrengt om iedere situatie te verbeteren.

Bach Bloesem remedies

Chicory, Vine, Pine.

Kleur van de dag

Blauw, bruin.

Mantra van de dag

Ik ben de enige architect van mijn leven.
Met volledige zelfverantwoordelijkheid verheug ik me over het regisseren, aanpassen en genieten van mijn innerlijke reis.

NOTITIES

Hoofdstuk II

EIS JE KRACHT OP

Genees, Sta op en Kom tot Bloei

TUSSEN DE REGELS

Na een week van het vegen van de bezem door stoffige waarnemingen, verouderde gedachten en gevoelens, het verkrijgen van kennis, acceptatie en hulpmiddelen om veranderingen aan te brengen, is het nu tijd om te genezen.

De komende zeven dagen zijn bedoeld als een reis naar binnen, waar de ziel zal baden in een stroom van liefde. Uiteindelijk worden oude wonden genezen door zachtheid en elegantie.

Dit genezen van zelfkracht is de voorbereiding voor Week 3, het laatste deel van je reis om de Moderne Godin te belichamen.

DAG 8

We zijn geboren uit liefde; Liefde is onze moeder.
~Rumi

HERINNER LIEFDE EN VERBIND JE OPNIEUW MET DE MOEDER ENERGIE

Emotioneel opnieuw instellen

De meest krachtige verbinding is de binding van een moeder en haar baby, die begint in de baarmoeder. Soms gaan deze herinneringen verloren door vervelende of traumatische levenservaringen, maar toch blijft de onzichtbare en energetische navelstreng verbonden, wat er ook gebeurt.

De moderne godin weet dat de moederlijke, zorgzame en veilige energie altijd beschikbaar is.

Ze weet dat ze zich op elk moment energetisch met die energie kan verbinden. Deze energetische verbinding zal tot uiting komen door haar creativiteit, sensualiteit en medelevende aard in al haar relaties.

Bach Bloesem remedies

Star of Bethlehem.

Kleur van de dag

Roze, magenta.

Mantra van de dag

Ik ben altijd geliefd ongeacht wat; ik adem liefde,
ik BEN liefde.

DAG 9

*Wanneer je een gebroken hart hebt
ontdek je hoe je werkelijk bent.
Als het vroeg en vaak gebeurt, des te beter.
~Isabel Gillies*

HERSTEL DAT GEBROKEN HART MET DE GOUDKLOMPJES VAN WIJSHEID

Emotioneel opnieuw instellen

Ten minste één keer in ons leven hebben we of kunnen we een hartbreuk ervaren. De kunst van genezen hangt af van het bewustzijn en de levenservaringen van de vrouw. Sommigen ervaren ernstige woede of vallen in een depressie. Anderen, van buitenaf, lijken onaangetast door de ervaring.

De modern godin weet dat niemand haar hart kan breken; ze erkent dat ze tijdens een breuk een periode van verdriet kan ervaren en leert in dit process over zichzelf en haar rol in de relatie.

Ze kiest er vervolgens voor om deze leringen in wijsheid om te zetten en verder te gaan in het leven terwijl ze in de toekomst bewust andere keuzes maakt.

Bach Bloesem remedies

Star of Bethlehem, Sweet Chestnut, Honeysuckle.

Kleur van de dag

Goud, groen.

Mantra van de dag

Mijn vorige relaties ondersteunen me om te leren en te groeien. Mijn hart is en zal altijd heel zijn. Ik ben heel!

DAG 10

*Onhoud dat alles in de oneindigheid van het leven perfekt
is, heel, en compleet .... En zo ben jij ook.*
~Louise L. Hay

ONTDOE JE VAN DE GEDACHTE DAT ER IETS MIS IS
MET JE EN ACCEPTEER DAT JE HEEL BENT

Emotioneel opnieuw instellen

We hebben de neiging om de mythe te geloven dat er iets
in ons is dat moeten worden opgelost, of dat er iets mis is.

De moderne godin erkent en accepteert dat ze al HEEL is.
Dus behalve het uitwissen van de gedachte van de mythe
zelf dat er iets mis is, is er niets om op te lossen maar er is
slechts om bemind te zijn en blij te zijn met een gelukkige
en gezonde levensstijl gemaakt door haar eigen keuzes.

Ze weet dat heelheid haar verleden, heden en toekomst is!

Bach Bloesem remedies

Larch, Crab Apple.

Kleur van de dag

Zwart, geel.

Mantra van de dag

Ik ben de belichaming van eigenwaarde en zekerheid. Ik ben heel en gebaden in liefde meer dan ik ooit in mijn verbeelding had kunnen denken.

DAG 11

Om met verdriet om te gaan denk ik
dat je moet erkennen dat je verdrietig bent
en dat het ok is dat je veel verdriet hebt.
~Ann Richards

ZET VERDRIET OM NAAR DOORGAAN
MET ACCEPTATIE

Emotioneel opnieuw instellen

Verdriet vanwege een verlies is een onvermijdelijk deel van het leven. Het negeren van de pijn ervan of te doen alsof we sterk zijn, verlengen en intensiveren het rouwproces.

De moderne godin weet dat verdriet en zich verdrietig voelen van nature tot uiting kunnen komen en dat genezing geleidelijk plaatsvindt.

Ze erkent dat ze door dit process te honoreren het stadium zal bereiken waarin ze het verlies accepteert en verder kan gaan met haar leven.

Bach Bloesem remedies

Star of Bethlehem, Honeysuckle, Pine, Water Violet.

Kleur van de dag

Groen, paars, magenta.

Mantra van de dag

Ik erken en accepteer het verliezen van allen in mijn leven
die heengegaan zijn. Ik eer hen die heengegaan zijn door
hen een plekje in mijn hart te geven en deze te koesteren
terwijl ik verderga met mijn leven.

DAG 12

*Meditatie kan ons helpen onze zorgen, onze angsten, onze
woede te omarmen en dat is heel helend.
We laten ons eigen natuurlijke vermogen tot genezing
het werk doen.
~Thich Nhat Hanh*

WEES STIL EN LUISTER

Emotioneel opnieuw instellen

Terwijl we druk bezig zijn, hetzij thuis of op het werk, kunnen we overweldigd raken en focus, concentratie en aanwezigheid verliezen.

De moderne godin accepteert wanneer ze moet pauzeren en even stil moet zijn. Ze gebruikt dat moment om haar zegeningen te tellen, haar innerlijke kracht te voelen en dankbaar te zijn.

Ze erkent dat dagelijkse meditatie haar intuïtie verhoogt en haar in staat stelt innerlijke genezing, energie en vrede te krijgen. Tevens biedt meditatie haar duidelijkheid en de nodige inzichten om de juiste beslissingen te nemen in haar dagelijkse leven.

Bach Bloesem remedies

Elm, Oak.

Kleur van de dag

Paars, indigo.

Mantra van de dag

In de stilte vind ik mijn innerlijke genezing, vrede en vervulling van mijn eigen potentieel.

DAG 13

Vriendelijke woorden hebben een creatieve kracht,
een kracht die overeenstemt met het opbouwen van al dat
goed is, en energie die zegeningen over de wereld spreidt.
~Lawrence G. Lovasik

TIL JEZELF OP DOOR DE KRACHT VAN WOORDEN

Emotioneel opnieuw instellen

Het is bekend dat gedachten en woorden de kracht hebben om te breken als te bekrachtigen.

De moderne godin heeft geleerd dat woorden deze kracht hebben en met bedachtzaamheid kiest ze haar gedachten en woorden.

Ze weet dat wanneer ze bekrachtigende woorden gebruikt deze een veld om haar heen creëeren welke haar eigen frequentie en die om haar heen versterkt en verhoogt.

Bach Bloesem remedies

Chicory, Impatiens.

Kleur van de dag

Turquois, blauw, zilver.

Mantra van de dag

Ik gebruik positieve en opbeurende woorden om de beste versie van mijzelf te creëren in een vreugdevolle wereld.

DAG 14

Ik denk dat schoonheid van binnenuit komt en dat de maatschappij een belachelijk beeld schildert.
~Rachel Bilson

KIJK IN DE SPIEGEL VAN DE WAARHEID EN LAAT JE SCHOONHEID SCHIJNEN

Emotioneel opnieuw instellen

Veel vrouwen voelen een laag zelfbeeld. Dit lage zelfbeeld is vaak te wijten aan kunstmatige verwachtingen die door de maatschappij en de media worden gegeven over hoe een mooie vrouw eruit zou moeten zien.

De moderne godin weet dat ware schoonheid van binnen begint. Ze erkent dat schoonheid een magnetische energie is die verder gaat dan de perceptie van leeftijd en de buitenkant van het uiterlijke lichaam.

Ze leeft in pure vreugde, wat de basis is voor haar magnetische aantrekkingskracht.

Bach Bloesem remedies

Crab Apple, Wild Rose.

Kleur van de dag

Rood, magenta, roze.

Mantra van de dag

Ik verhoog mijn niveau van gelukkig zijn tot over 1000 procent om mijn schoonheid te laten schijnen en een magneet van elegantie en sensualiteit te zijn.

NOTITIES

Hoofdstuk III

ONTVLAM JE TOEKOMST MET *STIJL* EN VREUGDE

Durf jezelf te zijn en leef
voorbij het mogelijke

TUSSEN DE REGELS

Je hebt het deel van reiniging en genezing op deze reis bereikt.

De volgende stap is om de verkregen kennis, wijsheid en vreugde te gebruiken als brandstof voor de laatste fase, week 3 van je transformatie.

Het is tijd om de ontsteking van je gekozen moderne godin in beweging te zetten met een krachtige elegantie.

DAG 15

Als je de Boeddha op de weg tegenkomt, dood hem dan.
~Master Lin Chi

ERKEN DAT ER GEEN ANDERE GOEROES ZIJN OM TE VOLGEN DAN DE GOEROE IN JEZELF

Emotioneel opnieuw instellen

Het tijdperk van het volgen en/of aanbidden van een Goeroe is voorbij. Verschuivingen over dit aanbidden hebben al plaatsgevonden.

De moderne godin weet dit en zij erkent dat zij de leider is van haar pad en meester van haar eigen leven.

Ze zal luisteren naar de wijsheid van een ander, een leraar, een coach, een familielid en de essentie van de leer aannemen zonder ze blindelings te volgen.
Ze gebruikt het geleerde en haar eigen innerlijke wijsheid als waarheid en kompas om haar naar haar doelen en verlangens te begeleiden.

Bach Bloesem remedies

Centaury, Cerato, Larch.

Kleur van de dag

Zwart, paars.

Mantra van de dag

Ik leid mijn leven met zelfvertrouwen en vertrouwen. Ik luister naar en volg de wijsheid van mijn innerlijke "goeroe" om het door mij gewenste succesvolle leven te creëren en te behouden.

DAG 16

Ik vind dat mensen plezier moeten hebben. Geniet van het leven en wees de best person die je kunt zijn.
~Keke Palmer

HOU VAN EN BEWEEG DAT GENADIGE LICHAAM

Emotioneel opnieuw instellen

De moderne godin is vervuld met eigenliefde, vitaliteit en verwondering.

Deze energieën bewegen zich in haar en door haar heen. Ze leeft haar leven met flexibiliteit en is vervuld van een niet te stoppen kracht om wonderen te creëren, of ze nu een zakenvrouw is of moeder die ervoor koos om thuis voor haar gezin te zijn.

De moderne godin doet waar ze van houdt, ze danst door het leven met zelfvertrouwen en gratie. Ze weet plezier en dienstbaarheid in balans te houden met een gezonde levensinstelling.

Bach Bloesem remedies

Rock Water, hornbeam.

Kleur van de dag

Oranje, goud.

Mantra van de dag

Ik ben gezond, ik ben vitaal, ik ben sterk, ik doe waar ik van houd en iedere dag creëer ik meer en meer liefde.

DAG 17

Doen waar je van houdt, is de hoeksteen
van overvloed hebben in je leven
~Wayne Dyer

WORDT EEN MAGNEET VOOR OVERVLOED

Emotioneel opnieuw instellen

De moderne godin heeft geleerd om dat wat ze niet meer wenst in haar leven te demagnetiseren.

Ze erkent dat het haar doel en focus is om waarde toe te voegen en haar vreugde en enthousiasme te delen voor datgene waar ze gepassioneerd over is met anderen.

Of het nu gaat om rijkdom, gezondheid, carrière, familie en vrienden, ze erkent dat ze door vreugdevol te leven, onvermijdelijk een magneet is geworden voor overvloed op alle gebieden van haar leven.

Bach Bloesem remedies

Clematis, Wild Oat.

Kleur van de dag

Oranje, geel.

Mantra van de dag

Ik leef en deel mijn doel met passie. Ik ben een magneet van overvloed op elk gebied van mijn leven.

DAG 18

Weet je wanneer ik mij innerlijk mooi voel? Wanneer ik met vriendinnen ben en we een "godinnencirkel" hebben.
~Jennifer Aniston

CREËER JOUW GROEP VAN ELEGANTIE EN GEZELLIGHEID

Emotioneel opnieuw instellen

Virtuele praatgroepen in social media kanalen lijken de fysieke sociale bijeenkomsten van vrouwen te hebben vervangen.

De moderne godin herkent de positieve kracht van vrouwelijke vriendschappen en ontmoet haar vriendinnen regelmatig.
Zij erkent dat ze een speciale band creëren door elkaar te bemoedigen en te ondersteunen. Tevens dat ze plezier en blijdschap delen. Bovendien geniet ze het effect van het vrijkomen van het gelukshormoon oxytocin op haar welzijn, persoonlijke groei en geluk.

Bach Bloesem remedies

Holly, Vine.

Kleur van de dag

Turquois, oranje.

Mantra van de dag

Ik koester en voed mijn vriendschappen met liefde en plezier, welke mijn eigen schoonheid en persoonlijke groei weerspiegelen.

DAG 19

*Het is echt belangrijk dat we ons lidmaatchap
als lid van de menselijke gemeenschap niet opgeven
tijdens de menopauze.
~Valerie Harper*

LEEF EN WEES EEN ROLE MODEL VOOR DE *VOOR MIJ GÉEN (MENO)PAUZE* MENTALITEIT

Emotioneel opnieuw instellen

Elke vrouw zal op een dag in haar leven de periode van overgang of menopauze ervaren.

De moderne godin kiest deze overgangsperiode om zichzelf voor te bereiden op de gouden jaren en beste periode in haar leven.

Met wijsheid, aangeleerde kennis en humor vereert ze het proces van de overgang en creëert ze een vitale en succesvolle levensstijl met een "Voor mij géen pauze" mentaliteit.

Bovendien is ze zich bewust van haar rol en tevens haar verantwoordelijkheid om het voorbeeld te zijn voor haar dochters, kleindochters en toekomstige generaties.

Bach Bloesem remedies

Mustard, Gentian, Crab Apple.

Kleur van de dag

Paars, wit, goud.

Mantra van de dag

Ik kies ervoor om deze periode van transformatie als de beste fase van mijn leven te ervaren. Ik ben de belichaming van vitaliteit en verjonging.

DAG 20

Sex is emotie in beweging.
~Mae West

VOEL JE VRIJ OM LIEF TE HEBBEN

Emotioneel opnieuw instellen

De moderne godin is een zelfbewuste en sensuele vrouw die haar lichaam eert, respecteert en liefheeft als een heilige tempel.

Ze is zich ervan bewust dat er geen leeftijdsgrens is voor seksualiteit. Bovendien voelt ze zich vrij om schaamteloos te kiezen en te communiceren wanneer en hoe ze van haar erotische ervaringen wil genieten.

Deze keuzevrijheid en de erkenning en acceptatie van haar eigen behoeften, creëert een alchemie die een nog sterkere verbinding, plezier en intimiteit met haar partner ontsluit of ze nu in een relatie is of single is.

Bach Bloesem remedies

Wild Rose, Crab Apple.

Kleur van de dag

Roze, rood.

Mantra van de dag

Ik houd van mijn lichaam, geest en ziel en ik geniet van de vrijheid van mijn eigen sensualiteit.

DAG 21

Ik riep de godin op en vond haar in mezelf.
~Marion Zimmer Bradley

WEES DE KRACHTIGE ELEGANTE GODIN:
EEN LEVENSLANGE VIERING!

Emotioneel opnieuw instellen

De krachtige elegante godin is zelfbewust, sensueel, elegant, creatief, wild, zelfverzekerd, veerkrachtig en vitaal in één!

Ze is de leider en maker van haar eigen gekozen toekomst en inspireert en vervult een rol als voorbeeld voor anderen door haar aanwezigheid en acties.
Er is niets meer te doen alleen maar te ZIJN, een levenslange viering!

Bach Bloesem remedies

Geen. ☺
Als je ondanks de voorafgaande dagen en je glorieuze reis nog steeds een aanvullende bevestiging wenst dat je inderdaad een krachtige elegante godin bent, neem dan *Cerato.*

Kleur van de dag

Regenboog.

Mantra van de dag

Ik ben een krachtige elegante godin, ik ben een levenslange
viering.

NOTITIES

Hoofdstuk IV

DE KUNST VAN CREATIVITEIT EN ONDERSTEUNING

Voorgestelde hulpmiddelen voor ondersteuning
tijdens de 21-daagse reis

CREËER JEZELF MET KRACHTIGE ELEGANTIE

Hoe zie jij jezelf als de modern elegante godin?

Druk je creativiteit en vreugde uit in het plaatje hiernaast om jezelf te tekenen en aan te kleden met de door jouw gekozen krachtige elegantie.

Kies je kleuren, make-up, kapsel en kleding. Voeg positieve en krachtige woorden toe rond de godin.

Heel veel plezier!!

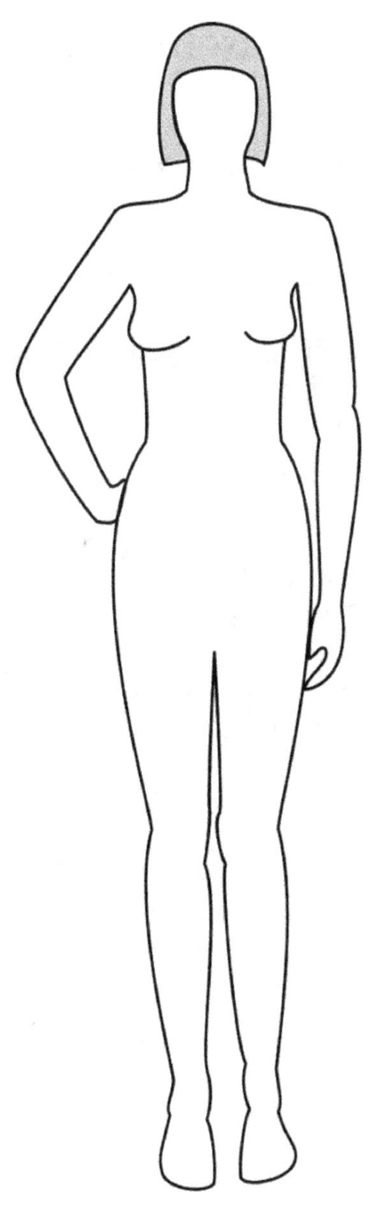

ONTVANG JE PERSOONLIJKE MANTRA

Schrijf hier je gepersonaliseerde levensmantra. Gebruik opbeurende woorden.

Aanbevolen zijn de volgende stappen:

1. Stel je intentie in om de mantra met de hoogste frequentie te ontvangen.

2. Mediteer 11 minuten.

3. Schrijf alles op wat in je gedachten komt.
Het maakt niet uit of het alleen maar woorden of onsamenhangende zinnen zijn.

4. Maak je eigen mantra uit deze tekst en woorden met een maximum van twee of drie zinnen.

Concept:

____

____

____

____

____

Jouw persoonlijke mantra:

____

____

____

____

DE BACH BLOESEM REMEDIES

De Bach Bloesem remedies zijn ontwikkeld door Dr. Edward Bach, een Engelse arts en homeopaat in de jaren 1930-1935. Elk van de 38 individuele remedies helpt onze emotionele toestand te ondersteunen en in balans te brengen. De remedies zijn onschadelijk; ze hebben dezelfde frequentie als homeopathie en zijn gemakkelijk in gebruik.

De beroemdste remedie is *Rescue Remedy*, een mix van verschillende bloemenessenties, die wordt gebruikt in tijden van nood en/of stress.

Hoe zijn Bach Bloesem remedies in te nemen:

1. Vul een leeg 30 ml flesje met een druppelaar in het dopje met mineraalwater.

2. Voeg twee druppels van elke geselecteerde remedie toe.

3. Neem 4 keer per dag vier druppels van dit mengsel.

De druppels kunnen direct onder de tong worden ingenomen, of in een glas water, thee of sap.
Andere opties zijn om ze toe te voegen in een gezichtscrème of bodylotion, of om ze direct op de polsen te wrijven.

LIJST VAN DE 38 BACH BLOESEM REMEDIES[1]

De remedies die beschreven zijn hebben een gunstige werking zonder enige vorm van verergering of een nare reactie want ze hebben een verbeterend effect.
~Dr Edward Bach

AGRIMONY – mentale marteling achter een vrolijk gezicht

ASPEN – angst voor onbekende dingen

BEECH – intolerant zijn

CENTAURY – geen "nee" kunnen zeggen

CERATO – gebrek aan vertrouwen in eigen beslissing

CHERRY PLUM – bang om de controle te verliezen, explosief

CHESTNUT BUD – falen om te leren van gemaakte fouten, slecht geheugen

CHICORY – egoïstisch, bezittelijk

CLEMATIS – dagdromen en niet in het heden leven

CRAB APPLE – de reinigingsremedie, voor lichaam en zelfbeeld

---

[1] Bron: bachcentre.com – Voor meer informatie, contact Sylvia Dokter, gecertificeerde Bach Flower remedies practitioner.

ELM – overweldigd door verantwoordelijkheid

GENTIAN – ontmoediging na een tegenslag

GORSE – hopeloosheid en wanhoop

HEATHER – egocentrisme en eigenbelang

HOLLY – afgunst en jaloezie

HONEYSUCKLE – heimwee, in het verleden leven

HORNBEAM – moe zijn alleen al bij de gedachte iets te moeten doen

IMPATIENS – ongeduldig

LARCH – gebrek aan vertrouwen

MIMULUS – angst voor bekende dingen

MUSTARD– diepe somberheid, depressie zonder duidelijke reden

OAK – uitgeput zijn en toch doorploeteren

OLIVE – lichamelijke en/of geestelijke uitputting

PINE – schuldgevoelens hebben

RED CHESTNUT – overbezorgdheid voor het welzijn van geliefden

ROCK ROSE – terreur en angst

ROCK WATER – zelfverloochening, starheid

SCLERANTHUS – onvermogen om te kiezen tussen alternatieven

STAR OF BETHLEHEM – schok (pleister voor de ziel)

SWEET CHESTNUT – extreme mentale angst en de hoop verloren hebben

VERVAIN – over-enthousiasme

VINE – dominantie en inflexibiliteit

WALNUT – bescherming tijdens een verandering en voor ongewenste invloeden

WATER VIOLET– gereserveerdheid leidend tot isolatie

WHITE CHESTNUT – ongewenste gedachten en zorgen

WILD OAT – onzekerheid welke richting te nemen in het leven

WILD ROSE – van het levenspad wegdrijven, apathie

WILLOW – zelfmedelijden en wrok

DE BETEKENIS VAN KLEUREN

Kleur is licht en energie en dit zichtbare spectrum beïnvloedt onze stemming, gezondheid en welzijn.

De kleuren kunnen worden gebruikt om de mentale toestand van een persoon positief te beïnvloeden; of om te ontspannen, of om meer energie te geven.

Positieve en opbeurende betekenissen van kleuren zijn:

BLAUW - geloof, waarheid, wijsheid, loyaliteit, vertrouwen, kalmerend, integriteit

BRUIN – waardering, stabiliteit, betrouwbaarheid, elegantie, verantwoordelijkheid

GEEL – duidelijkheid, positiviteit, optimisme, loyaliteit, intelligentie, eer, vreugde, geluk

GOUD – welvaart, glamour, magie, moed, passie

GRIJS – neutraal, formeel en verfijnd

GROEN – natuur, groei, harmonie, vruchtbaarheid, heling, geld, ambitie, rustgevend

INDIGO BLAUW – spirituele realisatie, wijsheid, zelfbeheersing, intuïtie

MAGENTA – emotionele balans, liefde, mededogen, samenwerking

ORANJE – vreugde, enthousiasme, aanmoediging, creativiteit, vrijheid, seksualiteit, overvloed

PAARS/PURPLE – luxe, ambitie, waardigheid, toewijding, transformatie, inspiratie

ROZE – speels, liefde, romantisch, zacht, lief, vrouwelijk

ROOD – energie, kracht, passie, vuur, liefde, seksualiteit, assertiviteit

TURQUOISE – vriendschap, communicatie, verfrissend, rust

WIT – balans, zuiverheid, veiligheid, goedheid, onschuld, succesvol begin

ZILVER – sierlijk, verfijnd, elegant, rijkdom

ZWART - kracht, elegantie, rijkdom, mysterie, bescherming

DE AUTEUR

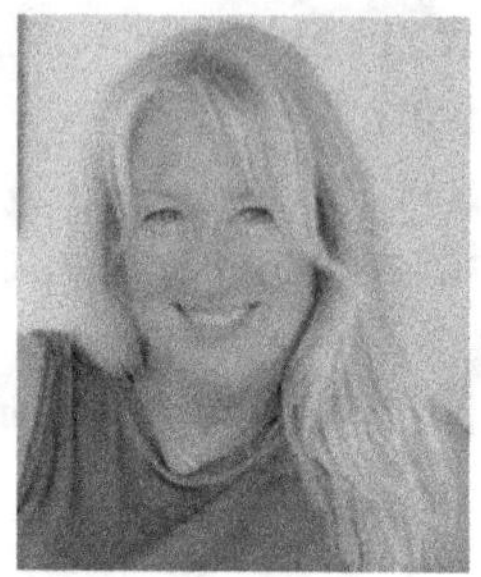

Sylvia Dokter
Actieve liefhebster van het leven en tevens multi-skilled; consultant voor een vitale levenststijl, event coordinator, ondernemer, teacher, auteur en gezondheidstherapeut voor mens en dier.

Sylvia creëerde de "Voor mij géen Pauze" (*For Me Nó Pause*) levensstijl voor 45+ vrouwen. Een levensstijl waarin de vrouwen erkennen dat ze de beste periode in hun leven naderen en/of al leven. Ze is ook de oprichtster van het Whole Beingness Center, een holistisch georienteerde steun voor welzijn en creëerde een unieke techniek ter ontspanning op basis van cranio-sacrale principes in combinatie met een spinale release techniek.

Ze is een "Transcendental Rebirthing system" trainer, dit is een unieke methode om middels transgenerationeel werk ons potentieel te erkennen en te leven. Tevens is Sylvia een expert in Bach Bloesem remedies, een NLP master, Reiki master en meditatielerares.

Het positieve effect van haar jarenlange ervaring in de wereld van welzijn en persoonlijke groei bracht Sylvia de inspiratie dit in het bedrijfsleven toe te passen. En via een studie aan Harvard werd ze een *Consultant voor Welzijn* in het Bedrijfsleven.

Haar grote liefde voor dieren bracht haar ethologie te studeren wat later werd omgezet in een boek *Holistic Animal Welfare Program* om het dierenrijk te ondersteunen.

Geboren in Amsterdam/Nederland, Sylvia koos voor een internationaal bestaan op haar 19e en leeft sindsdien in verscheidene landen. Ze vond haar passie in het begeleiden van anderen bij het vinden van innerlijke vrijheid, veiligheid en flexibiliteit van geest en lichaam, en vooral van vreugde voor het leven.

Haar volwassen dochter woont in Mexico, een land waar ook Sylvia jarenlang met plezier gewoond heeft.

Verder reist ze de wereld rond en biedt online en in persoon sessies en trainingen aan individuen en groepen om het beste en hoogste potentieel wat diep in een ieder sluimert te heractiveren.

CONTACT EN BOEKEN

Email: syldokter@gmail.com

Website: www.sylviadokter.com

Social media:

www.facebook.com/sylvia.dokter

www.instagram.com/sylviadokter

www.twitter.com/SylviaDokter

Boeken:

. *Krachtige Elegantie is de Nieuwe Trend. Hoe je in 21 dagen kunt transformeren in een moderne godin.* (paperback, 2019)

. *Powerful Elegance is the New Trend. How to transform into a Modern Goddess in 21 day. Engelse versie (paperback, 2018)*

. *Unplug Your Mind, Messages from the Ascended Masters* (paperback, 2013)

. *Holistic Animal Welfare Program* (paperback, 2014)

<u>Nog te publiceren boeken</u>:

. *Holistic Animal Welfare Program, Version 2.0 (paperback, 2019)*

. *Soul Made! A Woman´s Journey into her Golden Years (2020)*

. *Tuma Baako and Amrita* (2020)

NOTITIES